Roy Publicae

Neben-Wirkungen

Roy Publicae

Neben-Wirkungen

Pharma-Politik

Dictus Publishing

Imprint
Any brand names and product names mentioned in this book are subject to trademark, brand or patent protection and are trademarks or registered trademarks of their respective holders. The use of brand names, product names, common names, trade names, product descriptions etc. even without a particular marking in this work is in no way to be construed to mean that such names may be regarded as unrestricted in respect of trademark and brand protection legislation and could thus be used by anyone.

Cover image: www.ingimage.com

Publisher:
Dictus Publishing
is a trademark of
International Book Market Service Ltd., member of OmniScriptum Publishing Group
17 Meldrum Street, Beau Bassin 71504, Mauritius
Printed at: see last page
ISBN: 978-613-7-35542-8

Inhaltsverzeichnis:

I. Mund-Schutz:

Masken-Rückruf bei "Müller": Starkes Blutgift in Mundschutz enthalten - Benutzung kann tödlich sein[1]

Ein Rückruf bei "Müller" warnt aktuell vor einem hochgiftigen Mundschutz. Dieser enthält einen toxischen Inhaltsstoff, der bei Gebrauch der Maske bis zum Tod führen kann.

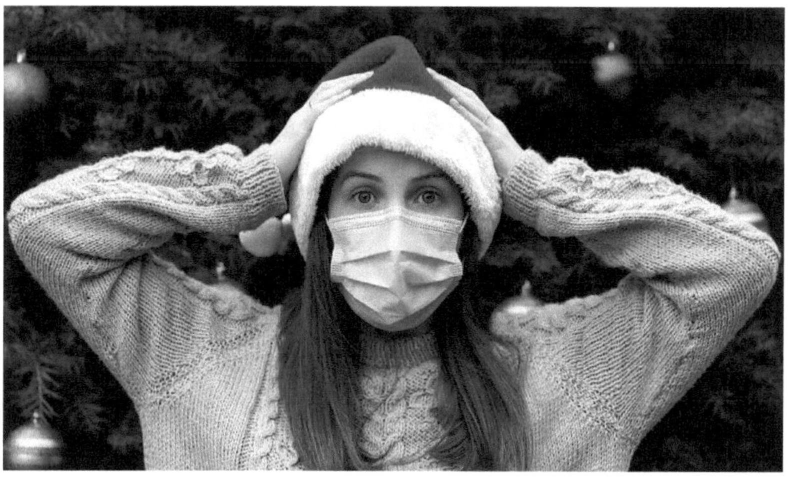

Ein Rückruf der Einkaufskette "Müller" warnt vor einem hochgiftigen Mundschutz. **+1 Bild**

1 Vgl. https://www.infranken.de/ratgeber/verbraucher/masken-rueckruf-achtung-mueller-ruft-giftige-corona-masken-zurueck-es-besteht-lebensgefahr-art-5131176

- **Rückruf** bei "Müller": Vom Rückruf betroffen ist ein **Mund-Nasen-Schutz**.
- Die Masken enthalten **hochgiftige und lebensgefährliche Inhaltsstoffe**.
- Verbraucher sollen die Maske **unter keinen Umständen verwenden**.
- Der Gebrauch kann zu einer **Blutvergiftung** führen.

Im Jahr 2020 ist der Mund-Nasen-Schutz mittlerweile ein fester Bestandteil im Alltag. Die Auswahl an Masken hat stark zugenommen und viele Menschen haben mittlerweile ein ganzes Repertoire an unterschiedlichen Mund-Nasen-Bedeckungen. Die Masken sollen uns und unsere Mitmenschen vor Covid-19 schützen, doch ein aktueller Rückruf gibt Anlass zur Sorge. **Der Drogeriemarkt "Müller" ruft nämlich aktuell einen Mund-Nasen-Schutz zurück, der sich als hochgiftig herausgestellt hat!**

Rückgabe der Corona-Maske in jeder Müller-Filiale möglich

Das Unternehmen **"Media Chain Products GmbH"** warnt dringend vor der Benutzung eines Mund-Nasen-Schutzes einer bestimmten Marke, die unter anderem bei **"Müller"** verkauft wurde. In den Masken wurde während einer Qualitätsprüfung sowie einer chemischen Analyse im Einfassband der betroffenen Corona-Masken der **hochgiftige Inhaltsstoff Anilin** entdeckt. Daher gibt es einen großflächigen **Rückruf**.

Diese Masken wurden über verschiedene Vertriebswege (online und im stationären Handel) angeboten. Ob es sich beim Rückruf der Charge 100406 ausschließlich um Masken handelt, die von "Müller Drogeriemarkt" angeboten wurden, wurde nicht mitgeteilt

Der betroffene Artikel ist folgender:

- **Marke**: viral Protect
- **Artikelbezeichnung**: 7-Monatsschutzmaske
- **Charge**: 100406 (nur auf der Umverpackung)
- **Farbe**: schwarz
- **Größen**: M und L
- **EAN**: 4260537362347 und 4260537362354
- **Verkaufszeitraum**: seit 30.10.2020

Verbraucher können die Masken in den entsprechenden Filialen zurückgeben.

Rückruf bei Müller: Hochgiftiger Inhaltsstoff in Maske entdeckt

Was ist Anilin eigentlich? Anilin ist eine klare, farblose bis schwach gelbliche, ölige Flüssigkeit mit eigenartigem Geruch, die an der Luft schnell rötlich-braun wird. Es wird unter anderem als Ausgangsstoff zur Herstellung von Farben und Kunstfasern verwendet. **Es handelt es sich dabei um ein starkes Blutgift.** Es oxidiert den roten Blutfarbstoff Hämoglobin zu Methämoglobin und verhindert damit den Sauerstofftransport im Blut. Das Gift kann durch Schlucken, Einatmen und durch die Haut aufgenommen werden. Bei leichten Vergiftungen kommt es zur **Blaufärbung der Haut und der Fingernägel, zu Schwindelanfällen und Erregungszuständen**. Bei höherer Konzentration treten **Kopfschmerzen, Schwindel, Bewusstseinsstörungen und Atemnot** auf. **Letzteres kann den Tod verursachen. Langfristige Vergiftungserscheinungen zeigen sich in Schwächegefühl, Appetitlosigkeit und Blasenkrebs.**

Die Firma "Media Chain Products GmbH" **ruft daher die 7-Monats Mundschutzmaske "viral Protect" via "Müller" zurück**, wie produktwarnung.eu berichtet. **In einer Maske der Charge 100406 wurde der AZO-Farbstoff Anilin nachgewiesen.** Als Grund für den präventiven Rückruf wird eine starke Geruchsentwicklung angegeben und empfohlen, die Nutzung umgehend einzustellen. Da nicht ausgeschlossen werden kann, dass weitere Masken der Charge 100406 (Chargennummer nur auf der Umverpackung) betroffen sind, hat die "Media Chain Products GmbH" aus Gründen des vorbeugenden Verbraucherschutzes den „Produktrückruf-Prozess“ initiiert.

Die Rückgabe des betroffenen Artikels ist in jeder Müller-Filiale möglich. Der Kaufpreis wird auch ohne Vorlage des Kassenbons erstattet. Bei Fragen kontaktieren Sie entweder den Müller Kundenservice unter der Telefonnummer: +49 (0)731/725 57 000 oder via E-Mail: info@mueller.de

Oder direkt den Hersteller:
Media Chain Products GmbH
Zehdenicker Str. 21
10119 Berlin

Hinweis: In der Redaktion sind wir immer auf der Suche nach tollen Angeboten und nützlichen Produkten für unsere Leser - nach Dingen, die uns selbst begeistern und Schnäppchen, die zu gut sind, um sie links liegen zu lassen. Es handelt sich bei den in

diesem Artikel bereitgestellten und mit einem Einkaufswagen-Symbol beziehungsweise einem Sternchen gekennzeichneten Links um sogenannte Affiliate-Links/Werbelinks. Wenn Sie auf einen dieser Links klicken und darüber einkaufen, bekommen wir eine Provision vom Händler. Für Sie ändert sich dadurch nichts am Preis. Unsere redaktionelle Berichterstattung ist grundsätzlich unabhängig vom Bestehen oder der Höhe einer Provision.

II. PCR-Test:

Nasenbluten, Entzündungen: mögliche Nebenwirkungen der Corona-Tests[2]

Mehrere Personen haben die „Wochenblick"-Redaktion kontaktiert: Schon bei der Corona-Testung wären unerklärliche Nebenwirkungen aufgetreten. Einige davon aus subjektiver Sicht durchaus schwer. Wir haben in unserer Online-Ausgabe nachgefragt – dann ging unsere Mailbox über.

Diese Schilderungen verunsichern. Eigentlich sollte das überhaupt nicht möglich sein. Wenn mit zertifizierten, sterilen Wattestäbchen eine Speichelprobe entnommen wird, mag sich das durch den Nasenraum durchaus kurz unangenehm anfühlen. Doch nach ein paar Sekunden sollte der Spuk vorbei sein.

[2] Vgl. https://www.wochenblick.at/nasenbluten-entzuendungen-moegliche-nebenwirkungen-der-corona-tests/

Mehrfaches Nasenbluten

Zahlreiche „Wochenblick"-Leser berichteten uns aber von Erlebnissen und Folgen, die nachdenklich machen – vor allem, wenn die Testungen nicht ganz so freiwillig erfolgen wie behauptet. Ursprünglich berichtete uns ein Linzer, dass er nach einem Test, der dienstlich mehr oder weniger angeordnet wurde, eine Entzündung entwickelte, die sich bis ins Auge und in die Nebenhöhlen zog.

Dieser Schilderung schloss sich eine Dame gleich in der ersten Zuschrift an: „Ständig rinnende Nase im getesteten Nasenloch. Unangenehme, schmerzhafte Untersuchung. Unangenehmes Gefühl und Druck noch nach Tagen. Die gleichen Beschwerde hat auch mein Partner, der am selben Tag getestet wurde – er hatte sogar mehrfach Nasenbluten."

Angina-ähnliche Symptome im Hals

Sehr wütend war ein weiterer Leser, der an einer Autoimmunerkrankung der Schilddrüse leidet. Durch den Test wären alte, fast überwunden geglaubte Beschwerden wieder akut geworden. Mehrere Personen klagten über einen unangenehmen, fast bleiernen Geschmack während und nach der Testung.

Dabei wäre auch eine Art Taubheitsgefühl entstanden, das sie sich nicht erklären können, denn bei der Probenentnahme wäre kein besonderer Druck angewendet worden. Bei mehreren Lesern sei ein Kratzen wie bei einer Angina aufgetreten, danach setzten Schluckbeschwerden und allgemeines Unwohlsein ein. Sehr interessant ist die Schilderung eines Mediziners aus Deutschland. Dieser klagte über Halsschmerzen mit einer feststellbaren Rötung im Bereich der Probenentnahme.

Proben für Gen-Datenbanken?

Er betont, durch jahrelange Erfahrung sehr gut beurteilen zu können, wie der Vorgang normalerweise ablaufen solle. In seinem Fall geschah die Entnahme eher „schabend“, als ob man „möglichst viele Schleimhautepithelzellen gewinnen“ wolle. Er wies bei der Gelegenheit darauf hin, dass die Firma, die den Test an ihm durchführte, sonst im Bereich der Genetik tätig sei und auch DNS-Datenbanken anlegt.

Die Leserbriefe im Wortlaut

Alle Teile der Schreiben, mit denen man die Personen identifizieren könnte, wurden selbstverständlich entfernt.

Eine Dame schrieb uns:

„Seit dem Nasentest Anfang Oktober **ständig rinnende Nase und Aphten im rechten, getesteten Nasenloch.** Sehr unangenehme, leicht schmerzhafte Untersuchung. Unangenehmes Gefühl und Druck noch nach Tagen. Die gleichen Beschwerde hat mein Partner, Durchführung war am gleichen Tag, außerdem mehrmals danach Nasenbluten. Die Vorstellung, an Kindern diese Prozedur durchzuführen, unvorstellbar."

Eine Dame schrieb uns:

„Wir müssen uns seit Mai einem wöchentlichen Zwangs-Covid-Test unterziehen. **Seitdem habe ich einen Blei Geschmack im Mund, täglich starke Kopfschmerzen, und meine Sehstärke im Lesen hat sich in den letzten Monaten verschlechtert.** Wir werden auch nicht gefragt, es ist unsere Pflicht sich testen zu lassen.“

Ein Herr schrieb uns:

„Ich habe Hashimoto, eine Autoimmunerkrankung der Schilddrüse. Das verursacht unter anderem auch Schmerzen, Herzrasen, Schlafprobleme und vieles mehr. Ich habe die ganzen Beschwerden dieser Autoimmunerkrankung nach ca. 5 Jahre fast komplett weg bekommen, also die Beschwerden waren seit ca. Anfang dieses Jahres weit weniger. Da ich Anfang August 2020 auf eine 6 wöchige REHA fuhr, musste ich dort am ersten Tag solch einen Test machen. **Danach hatte ich wieder die kompletten Beschwerden, und ich bekomme sie fast nicht weg.[“]**

Eine Dame schrieb uns:

„Wir mussten im September nach einem Auslandsurlaub im „Risikogebiet“ im Flughafen zum Corona-Test. Die Probenentnahme erfolgte ausschließlich im Mund. Das Stäbchen wurde dabei nur etwas in der Mundhöhle „rumgerührt“ und das war es. **Das Stäbchen hatte einen eigenartigen Geschmack. Zu Hause hatte ich nicht direkt ein Taubheitsgefühl, aber schon ein eigenartiges Gefühl im Mund.** Das hätte ja nicht sein dürfen, da ja keine gewaltsame Entnahme erfolgte. Dieses unbeschreibliche Gefühl hielt schon etwas länger an.“

Eine Dame schrieb uns:

„Ich schreibe Ihnen diese Mail, weil es meinem Mann so ähnlich nach einem PCR-Test ergangen ist, wie bei den von Ihnen beschriebenen Fällen. **Er behauptete, dass er ein Kratzen wie bei einer Angina verspürte.** Es trat ein allgemeines Unwohlsein auf. Außerdem hatte er Schluckbeschwerden.

Mein Mann würde sich bei Ihnen nicht melden. Daher mache ich es. Er würde seine Erfahrungen auch nie öffentlich machen, da ihm alles peinlich ist und er der Meinung ist, dass diese Beschwerden auf einmal „eh nicht so schlimm sind“, um daraus eine ernstere Sache zu machen. **Und freiwillig war der Test übrigens auch nicht.“**

Ein Herr schrieb uns:

„Ich hatte nach der als recht grob zu bezeichnenden Abstrichentnahme durch eine Mitarbeiterin der Firma xxx für zwei Tage leichte Halsschmerzen (mit makroskopisch erkennbarer Rötung im Bereich des Rachenringes), ferner eine leichte Stomatitis dort, wo sie die Mund- und Wangenschleimhaut abgestrichen hatte. Da ich selbst Arzt bin und einige Abstriche vorgenommen habe, bilde ich mir durchaus ein, beurteilen zu könne, wie fach- und sachgerecht ein Abstrich entnommen wird. **Für das reichlich vorhandene Sekret im Mund und Oropharynx muss man nicht „schaben" oder sehr reibend grob abstreichen, es sei denn, man möchte möglichst viele Schleimhautepithelzellen gewinnen...** ein Schelm wer böses dabei denkt, nachdem er die sonstigen „Produkte" der Firma xxx eingesehen hat!?!

Übrigens musste ich im Rahmen meiner Auslandsreise (Kasachstan) erneut einen Abstrich abnehmen lassen in einem kommerziellen Labor. Hierbei wurden die beiden Abstriche (Oro- und auch Nasopharynx) sehr viel vorsichtiger und akurat abgenommen von der Krankenschwester – wobei man schon sagen muss, dass der Nasopharynxabstrich unangenehm ist."

Eine Dame schrieb uns:

„Ich wohne derzeit in einer Notschlafstelle und hier wurden letzte Woche **alle Personen des Hauses umfassende Tests gestartet, ohne Bescheid und ohne Nachfrage** über die Einwilligung der Getesteten."

Eine Dame schrieb uns:

„Ich habe eine neue Arbeitsstelle angetreten und da wurde vor Arbeitsbeginn ein Corona-Schnelltest gemacht. **Besonders die Entnahme des Zellmaterials mit dem spitzen Wattestäbchen in der Nase war äußerst unangenehm und schmerzhaft, so dass ich nach 24 h immer noch Beschwerden habe.** Dreimal wurde in der Nase damit herumgebohrt! Kurz danach tränten mir die Augen total und die Nase lief.“

Eine Dame schrieb uns:

„Ich hatte nach einem PCR Test, ca. drei Monate Schmerzen in den Nebenhöhlen. **Manchmal ging der Schmerz auch bis zum Auge, manchmal zog es auch zum Ohr.** Manchmal bilde ich mir ein, dass es immer noch leicht drückt an dieser Stelle. Das Stäbchen war sehr tief drin. Dann wurde noch regelrecht drin gestochert, als ob man etwas abkratzen müsste.[“]

Ein Herr schrieb uns:

„Ich wurde in Wels getestet und später angerufen, dass ich positiv bin. Die Testung empfand ich als ziemlich unangenehm („DriveInTest“ bei einem „Feldlazarett“ (Zelt)),

weil mit einem Staberl ziemlich tief ins Nasenloch reingefahren wurde, **nachher fühlte ich ein leichtes Brennen, und ein Hauch von Geruch, ich dachte, das Stäbchen sei irgendwie mit Desinfektionsmittel oder so bearbeitet gewesen,** oder der Eigengeruch vom Stäbchen, da es sich in meiner Nase befand. Da ich gleich weiterfuhr, heimfuhr, war ich auch etwas abgelenkt. Nachher hatte ich „Schnupfen ohne Rotz“ sozusagen, vorher „nur andere Symptome“, nach der Testung

auch „trockenen Schnupfen“, und hatte verminderten Geschmackssinn/Geruchssinn, was ich von

anderen Krankheiten kenne, aber mit „normalem Schnupfen“, wenn die Nase zu ist sozusagen. Später war ich wieder in der Arbeit, also gesund, bis auf leichten Hustenreiz,

und gelegentlich ein Brennen in der Lunge, was ich von früher kannte, wie wenn man durch die Kälte läuft und kalte Luft tief einatmet. Geschmacks- und Geruchssinn sind wieder hergestellt, nur fiel mir auf, dass ich links kaum noch etwas rieche, rechts, oder „normal“, also „beidseitig“, schon. Nun kann es auch sein, dass die Nasenschleimhaut etwas irritiert war durch das Staberl,

und daher diese einseitige und vorher kurz beidseitige Dysomie auftrat, und sich das wieder normalisiert, ich werde das abwarten, vermutlich normalisiert sich das wieder, ich werde auch meine

Hausärztin dazu befragen.“

Eine Dame schrieb uns:

„Ich wurde zu dem Test gezwungen, leider. Wenn ich ihn nicht mache, brauche ich nicht mehr zur Arbeit kommen…so wurde mir gesagt. Ich hätte mir diesen Test NIEMALS freiwillig machen lassen! Der Test war äußerst unangenehm und schmerzhaft… **Ich kam mir danach wirklich körperlich und seelisch misshandelt vor…** vor allem weil ich diesen Test nicht wollte und dazu gezwungen wurde. Ein bitteres Mittel hat sich in meinem Rachen ausgebreitet… und gefühlt bis zu meinem Herzen und meinen ganzen Kopf… mein Gesicht wurde sehr unangenehm heiß und dunkelrot, ich hab mich krank und unwohl gefühlt… und die ganze Zeit hat es in meiner Nase bis zu meinem Kopf gestochen. Ich dachte das geht schon vorüber. Doch die Schmerzen wurden schlimmer… **Es war ein Stechen an dem Punkt wo das Wattestäbchen meinen Rachen berührt hatte und ein Stechen in meinem Gehirn.** Und immer wieder ist mein Gesicht ganz plötzlich heiss und dunkelrot geworden. Ich habe mich körperlich schlecht gefühlt, und wie Gliederschmerzen bekommen. Einige meiner Kolleginnen, die auch Zwangs getestet wurden, ging es genauso. auch dieses bittere Mittel welches sich unangenehm ausbreitete haben einige so empfunden. Ich fühle mich als ob sich ein Fremdkörper in meinem Rachen und Kopf befindet."

Ein Herr schrieb uns:

„Des Öfteren höre ich, dass Personen (denen es gesundheitlich recht gut gegangen ist) und sich testen mussten oder ließen, dann entweder Corona positiv waren oder spätestens nach vier Tagen dann zufällig Corona hatten, bzw. keine 24 Stunden später plötzlich (an Corona) erkrankt waren und auch die Symptome dann auftraten. Zufall? Familienintern: **Kinder die getestet wurden (obwohl kaum oder keine Symptome), wurden kurz darauf schwer krank** (intensiv Station derzeit), bzw. leider mit tödlichen Ausgang (da das Kind bereits Asthma hatte)!

Alle getesteten Personen bestätigten, dass diese Wattestäbchen komisch geschmeckt haben, obwohl es ja neutral sein sollte?“

Rückmeldungen ohne Probleme

Wir wollen Ihnen aber auch nicht vorenthalten, dass sich zwei Leser gemeldet haben, welche die Untersuchung als „nicht so schlimm“ empfanden. Wenn alles mit rechten Dingen zugeht, sollte das ja auch eher die Regel und nicht die Ausnahme darstellen.

Ein Herr schrieb uns:

„Wir haben im Sommer die Azoreninsel Sao Miguel besucht. Dort war bei der Einreise entweder ein Test, nicht älter als 72 Stunden vorzulegen oder ein kostenloser Test wurde direkt am Flughafen von Ponta Delgada durchgeführt. Bei uns, Gegend nördlich von Ulm, war ein Test mit der Zeitvorgabe nicht möglich. Außerdem hätte ein Test 160 Euro gekostet. Am Flughafen angekommen gab es etwas umständliche Bürokratie, der Test selbst wurde von einem offensichtlich sehr erfahrenen jungen Mann vorgenommen, unangenehm aber gut aushaltbar. Bereits nach 12 Stunden hatten wir das Ergebnis per e-Mail vorliegen. Nach 6 Tagen wurde in einer Drive-in-Teststation nochmals getestet. **Sehr zügig, wieder sehr professionell, alle Dokumente von der Teststation gut vorbereitet. Wieder nach 12 Stunden das Ergebnis.**

Keine Folgen der Testung

Eine Dame schrieb uns:

„Ich war vorgestern aufgrund von Symptomen beim Coronatest in Gmunden, Driveln. Ich wurde sehr gut vorbereitet und die Abwicklung war einwandfrei. Meine Tochter hatte mich gewarnt: es täte ein bisserl weh. „Wie wenn man zuviel Wasabi isst." Ich habe es unangenehm gefunden, aber nicht einmal so schlimm wie zuviel Wasabi. Ich kann mir vorstellen, dass Menschen – so wie ich – den Test machen lassen, weil sie sich schon angeschlagen fühlen. Und dass man nach dem Test noch kränker wird ist dann auch leicht möglich. So ist es auch bei mir. Weil ich vorher schon am „ganz normal krank werden" war. **Ich bin sehr froh, dass ich den Test machen konnte. Er ist negativ.** So konnte ich heute meinen Hausarzt besuchen und es wurde mir ein ganz normaler grippaler Infekt diagnostiziert. Jetzt kann ich mich beruhigt auskurieren. Ich bin selber als Soziologin ausgebildet und glaube, dass die von Ihnen gewählte Fragestellung zu einer verzerrten Darstellung der Testungen führt."

III. Corona-Impfung:

Corona-Impfstoff: Mit diesen Nebenwirkungen müssen wir rechnen[3]

Corona-Impfstoffe: Diese Nebenwirkungen gibt es

Noch in diesem Jahr könnten die ersten Deutschen gegen Covid-19 geimpft werden. Einer der erfolgsversprechenden Corona-Impfstoffe dabei ist der vom Mainzer Unternehmen Biontech. Und die rücken jetzt mit der Sprache raus – und berichten von den möglichen Nebenwirkungen.

Unter Hochdruck wird weltweit an Impfstoffen gegen das Coronavirus gearbeitet – einige Hersteller sind mittlerweile sogar so weit, zu sagen, dass erste Impfungen noch in diesem Jahr realistisch sind. Einer davon kommt von hier: Das Deutsche Unternehmen Biontech hat seinen Impfstoff in Kooperation mit dem US-Pharmariesen Pfizer entwickelt. Doch die hellen Köpfe hinter dem Vakzin leben in Mainz – und kennen die Bedenken vieler

[3] Vgl. https://www.bildderfrau.de/gesundheit/krankheiten/article230974538/Corona-Impfstoff-Nebenwirkungen-Biontech.html

Bürger ob eines so schnell entwickelten Medikaments. Jetzt berichten sie: **Diese Nebenwirkungen hat der Biontech-Impfstoff**.

Biontech redet Klartext: Welche Nebenwirkungen zeigt der Impfstoff?

Die Forscher konnten nicht nur mit der schnellen Entwicklung verblüffen, sondern auch mit der offenbar sehr hohen Wirksamkeit, von der sich sogar Virologen beeindruckt zeigen. Rund 43.000 Studienteilnehmer hatten den Impfstoff getestet – und die Ergebnisse versprechen eine Wirksamkeit von etwa 95 Prozent. Dafür sind zwei Impfdosen pro Person im Abstand von wenigen Wochen notwendig.

Doch die Frage, die viele umtreibt: Was ist mit Nebenwirkungen der Corona-Impfstoffe? Biontech erwähnt diese gleich mit: Das Unternehmen erklärt, der Impfstoff sei von den Teilnehmern der Studie sehr gut vertragen worden: "Es wurden keine schwerwiegenden Nebenwirkungen festgestellt", schreiben sie in einer Mitteilung von Biontech. Die Ergebnisse in der Übersicht hat Biontech anschaulich auf Twitter gepostet:

2 Prozent zeigten Nebenwirkungen dritten Grades

Welche Nebenwirkungen traten also auf? Das Unternehmen betont, dass die meisten Nebenwirkungen nur vorübergehend aufgetreten seien. Dabei dürfte es sich um klassische Impf-Nebenwirkungen wie Rötungen an der Einstichstelle oder vorübergehende Schmerzen im Arm handeln. Als schwere Nebenwirkungen werden in der Mitteilung "wenige Fälle" von sogenannten Nebenwirkungen dritten Grades genannt:

- **Erschöpfung und Müdigkeit (Fatigue):** 3,8 Prozent der Studienteilnehmer, die den Impfstoff bekommen hatten, klagten darüber, sich nach der ersten oder zweiten Impfdosis müde zu fühlen. Wie lange die Müdigkeit anhielt, teilt das Unternehmen nicht mit.

- **Kopfschmerzen:** 2 Prozent der Probanden klagten nach Erhalt der zweiten Impfdosis über Kopfschmerzen. Auch hier ist nicht bekannt, wie lange die Beschwerden anhielten.

Interessant ist, dass die Häufigkeit und Stärke der Corona-Impfstoff-Nebenwirkungen bei älteren Studienteilnehmern abnahmen. Sie zeigten weniger und schwächere Nebenwirkungen.

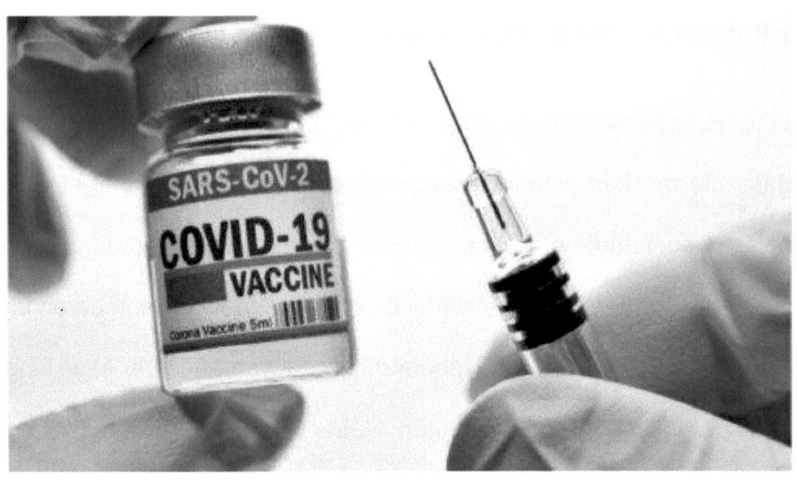

Wenn der Impfstoff kommt: Wer wird zuerst geimpft?

Warum alles so schnell ging

Die schnelle Entwicklungszeit im Vergleich zu sonstigen Vakzinen ist dennoch irritierend kurz. Doch das hat Gründe: Es wurden Schritte zusammengeführt, zudem hatte man bereits einen Vorsprung, weil seit Jahren an Impfstoffen für ähnliche Erreger geforscht wird – spätestens seit der Sars-Epidemie in China 2002/03. Außerdem befinden sich unter den Impfstoffen auch sogenannte RNA-Impfstoffe, die sich schon lange in der Entwicklung befinden und schnell angepasst werden können. Die Impfstoffforschung hat sich in den vergangenen Jahren enorm entwickelt. Das alles führt dazu, dass ein Corona-Impfstoff nicht von der Pike auf neu entwickelt werden musste und schneller verfügbar ist. Bei Bedenken helfen folgende Infos: Wann ist eine neue Impfung wirklich sicher und wirksam?

Langzeit-Nebenwirkungen? So sollen sie überprüft werden

Was natürlich über einen so kurzen Zeitraum nicht gut beachtet werden kann, sind mögliche Langzeitfolgen, die bei Impfstoffen zwar selten sind, aber auftreten können. Hierfür müsste ein Impfstoff aber über Jahre getestet werden. Diese Zeit bleibt uns nicht. Man kann aber aus der Forschung der Vergangenheit bereits Rückschlüsse, Vergleiche und Prognosen ziehen.

Die Impfstoffe sollen aber weiterhin beobachtet werden. Helfen soll dabei ein eher ungewöhnliches Mittel: Über eine App der Bundesregierung sollen Geimpfte auftretende Nebenwirkungen melden können. Die App soll Teil der vom Bundesministerium für Gesundheit veröffentlichten Impfstrategie sein. So versprechen sich die Behörden und die Impstoff-Hersteller laufende Daten über die Verträglichkeit, die Dauer der Wirksamkeit und das Auftreten eventueller Langzeit-Nebenwirkungen.

Übrigens passiert das auch bei allen anderen zugelassenen Medikamenten,nur auf anderem Weg: Es werden laufend Nebenwirkungen erfasst, selbst die Wirksamkeit wird nach der Zulassung oft noch weiter in Studien überprüft.

Wie wird geimpft?

Der Impfstoff von Biontech und Pfizer muss sehr kalt gelagert werden – bei -70 °C. Zudem sind für den nahezu vollständigen Impfschutz von 95 Prozent zwei Impfdosen je 30 Mikrogramm notwendig. Eine hohe Wirksamkeit konnte bereits 28 Tage nach der ersten Impfung festgestellt werden. Sieben Tage nach der zweiten Impfung stieg der Impfschutz auf den hohen Endwert. Mehr Infos: So läuft die Corona-Impfung ab! Wann und wo geimpft werden soll:

Nicht nur der Corona-Impfstoff von Pfizer & Biontech soll noch dieses Jahr zugelassen werden. Auch andere Impfstoff-Kandidaten zeigen erfolgversprechende Ergebnisse. So meldet auch Moderna fast 95-prozentige Wirksamkeit.

Das Ziel: Bis Sommer sollen möglichst viele Menschen gegen das Coronavirus geimpft sein. Möglich wäre dann definitiv eine

Entspannung der Pandemie. Denn die Zeichen stehen gut, dass man nach einer Infektion, noch eher aber nach einer Impfung länger als angenommen immun gegen das Coronavirus bleibt.

Hier finden Sie die offizielle Mitteilung von Biontech.

IV. COVID-Impfstoff:

Pfizer und BioNTech schließen Phase-3-Studie erfolgreich ab: Impfstoffkandidat gegen COVID-19 erreicht alle primären Endpunkte[4]

- *BNT162b2 zeigt in der primären Endpunktanalyse 28 Tage nach der ersten Impfung eine 95%ige Wirksamkeit gegen COVID-19; insgesamt traten 170 bestätigte COVID-19-Fälle auf, mit 162 Fällen in der Placebogruppe und 8 Fällen in der Impfstoffgruppe*
- *Die Wirksamkeit war über alle Alters- und Geschlechtsgruppen und die gesamte diverse Studienpopulation hin konsistent; der Impfschutz bei Erwachsenen über 65 Jahren lag bei über 94 %*
- *Die von der US-amerikanischen Food and Drug Administration (FDA) geforderten Sicherheitsdaten für die Genehmigung einer Notfallzulassung wurden erreicht*
- *Der Impfstoff wurde in allen Teilnehmerpopulationen gut vertragen, insgesamt nahmen 43.000 Probanden an der Studie teil; es wurden keine schwerwiegenden Nebenwirkungen festgestellt; die einzigen*

---

[4] Vgl. https://investors.biontech.de/de/news-releases/news-release-details/pfizer-und-biontech-schliessen-phase-3-studie-erfolgreich-ab-0

Nebenwirkungen dritten Grades die häufiger als 2 % auftraten, waren Erschöpfung mit 3,8 % und Kopfschmerzen mit 2,0 %

- *Die Unternehmen planen, innerhalb der nächsten Tage den Antrag auf Notfallzulassung bei der FDA einzureichen und werden die Daten mit weiteren Zulassungsbehörden weltweit teilen*
- *Die Unternehmen gehen davon aus, weltweit bis zu 50 Millionen Impfstoffdosen im Jahr 2020 zu produzieren sowie bis zu 1,3 Milliarden Dosen bis Ende 2021*

NEW YORK, USA und MAINZ, Deutschland, 18. November 2020 — Pfizer Inc. (NYSE: PFE) und BioNTech SE (Nasdaq: BNTX, „BioNTech") gaben heute bekannt, dass die Abschlussanalyse im Rahmen ihrer laufenden Phase-3-Studie stattgefunden hat. BioNTechs mRNA-basierter Impfstoffkandidat BNT162b2 gegen COVID-19-Erkrankungen erreichte alle primären Endpunkte der Studie. Die Auswertung der Daten zeigte in Probanden ohne vorherige SARS-CoV-2-Infektion einen 95%tigen Impfschutz ($p<0.0001$). Auch in Probanden mit oder ohne vorheriger SARS-CoV-2-Infektion konnte ein Impfschutz erreicht werden. In beiden Fällen wurde der Impfschutz sieben Tage nach der zweiten Dosis ermittelt. Die Abschlussanalyse wurde, basierend auf dem

Studienprotokoll, nach 170 bestätigten COVID-19-Fällen durchgeführt. Davon wurden 162 Fälle in der Placebogruppe und 8 Fälle in der BNT162b2-Impfstoff-Gruppe nachgewiesen. Die Wirksamkeit der Impfung war über alle Alters- und Geschlechtsgruppen in der gesamten diversen Studienpopulation konsistent. Der Impfschutz bei Erwachsenen über 65 Jahren lag bei über 94 %.

In der Studie traten insgesamt 10 schwere COVID-19-Verläufe auf. Davon wurden 9 in der Placebogruppe und einer in der BNT162b2-Gruppe beobachtet. Bislang konnte das Data Monitoring Committee keine schwerwiegenden Nebenwirkungen feststellen. Eine Untersuchung der entblindeten Daten zur Impfstoffreaktion in einer randomisierten Subgruppe der finalen Phase-2/3-Analyse mit mindestens 8.000 der über 18-jährigen Probanden zeigte, dass der Impfstoff gut verträglich ist. Die meisten Nebenwirkungen traten nur vorübergehend auf. Die einzigen schweren Nebenwirkungen (3. Grades), die in mehr als 2 % der Probanden nach der ersten oder zweiten Impfung auftraten, waren Erschöpfung mit 3,8 % sowie Kopfschmerzen mit 2,0 % nach der zweiten Dosis. Wie auch schon in früheren Analysen traten bei älteren Studienteilnehmern weniger und schwächer ausgeprägte Nebenwirkungen auf.

Des Weiteren gaben die beiden Unternehmen bekannt, dass die von der US-amerikanischen Food and Drug Administration (FDA) geforderten Sicherheitsdaten für die Notfallzulassung in den USA erreicht wurden. Basierend auf den Daten zur Sicherheit und Wirksamkeit sowie zur gleichbleibenden Qualität des Impfstoffes planen Pfizer und BioNTech derzeit, den Antrag auf Notfallzulassung bei der FDA in den nächsten Tagen einreichen zu können. Diese Daten werden auch für die Zulassungsanträge bei Behörden in anderen Ländern verwendet.

„Diese Studienergebnisse sind ein besonders wichtiger Schritt im Zuge unserer einzigartigen Anstrengungen der vergangenen acht Monate, einen Impfstoff zu entwickeln, mit dem diese Pandemie beendet werden kann. Wir sammeln weiterhin mit größtmöglicher Geschwindigkeit und auf Basis wissenschaftlicher Standards alle bisher erhobenen Daten und teilen diese mit Zulassungsbehörden auf der ganzen Welt“, sagte **Dr. Albert Bourla, Chairman und CEO von Pfizer.** „Mit Blick auf die hunderttausend Menschen, die sich jeden Tag weltweit mit dem Virus infizieren, brauchen wir dringend einen sicheren und wirksamen Impfstoff."

„Wir sind dankbar, dass die erste globale Studie, die ihre finale Endpunktanalyse erreicht hat, auf einen hohen Schutz vor COVID-19 hinweist. Dieser Schutz kann bei einer Dosierung von 30 µg bereits sehr schnell erreicht werden. Die Daten unterstreichen das Potenzial von BNT162, eine frühe Schutzwirkung zu induzieren", sagte **Prof. Ugur Sahin, CEO und Mitbegründer von BioNTech**. „Diese Leistung unterstreicht auch das allgemeine Potenzial von mRNA als neue Wirkstoffklasse. Von Anfang an war es unser Ziel, einen Impfstoff zu entwickeln, der einen schnellen und wirksamen Schutz gegen COVID-19 bietet und gleichzeitig eine gute Verträglichkeit in allen Altersgruppen hat. Das haben wir mit unserem Impfstoffkandidaten BNT162b2 in allen untersuchten Altersgruppen erreicht. Weitere Details hierzu werden wir mit den zuständigen Zulassungsbehörden teilen. Ich möchte mich bei allen bedanken, die unermüdlich zu dieser historisch beispiellosen Errungenschaft beigetragen haben. Wir werden weiterhin mit unseren Partnern und Regierungen auf der ganzen Welt zusammenarbeiten, um eine globale Verteilung in diesem Jahr und darüber hinaus vorzubereiten".

Die Phase-3-Studie zu BNT162b2 hat am 27. Juli begonnen und bis heute 43.661 Probanden rekrutiert. 41.135 der Probanden haben bis zum 13. November bereits die zweite Dosis des Impfstoffs erhalten. 41 % der weltweiten Studienteilnehmer und 45 % der amerikanischen Studienteilnehmer sind im Alter von 56 bis 85 Jahren. Die genaue Verteilung in den rund 150 Studienzentren in den Vereinigten Staaten, Deutschland, der Türkei, Südafrika, Brasilien und Argentinien kann hier eingesehen werden. Weitere Daten zu Sicherheit und Wirksamkeit des Impfstoffes werden im Rahmen der Studie über die nächsten zwei Jahre erhoben.

Nach ihrer derzeitigen Planung gehen die beiden Unternehmen davon aus, weltweit bis zu 50 Millionen Impfstoffdosen im Jahr 2020 zu produzieren sowie bis zu 1,3 Milliarden Dosen bis Ende 2021. Vier von Pfizers Standorten sind am Herstellungsprozess und der Lieferkette beteiligt; St. Louis, MO, Andover, MA, und Kalamazoo, MI in den USA sowie Puurs in Belgien. BioNTechs deutsche Produktionsstätten werden ebenfalls für eine globale Impfstoff-Versorgung genutzt.

Pfizer und BioNTech sind davon überzeugt, den Impfstoff mit Hilfe ihrer umfangreichen Erfahrung, Expertise und bestehenden Kühlketten-Infrastruktur weltweit ausliefern zu können. Die Unternehmen haben spezielle temperaturstabile Versandeinheiten entwickelt, welche die empfohlenen Temperaturbedingungen von -70°C ±10°C mit Hilfe von Trockeneis aufrechterhalten können. Diese können mit Trockeneis befüllt auch für die temporäre Lagerung für bis zu 15 Tage verwendet werden. Jede Versandeinheit beinhaltet einen GPS-fähigen Temperatursensor, um den Standort und die Temperatur einer jeden Impfstofflieferung auf ihrer vorher festgelegten Route zu überwachen. Für die Verteilung wird Pfizers weitreichendes Versorgungsnetzwerk genutzt. Die Versorgung wird zusätzlich durch die vor kurzem übernommene Produktionsstätte in Marburg, Deutschland, verstärkt. Es wird erwartet, dass diese rasch für die Produktion des Impfstoffes zur Verfügung stehen wird.

Pfizer und BioNTech planen, die Daten der Studie zur Wirksamkeit und Sicherheit des Impfstoffes nach Abschluss der finalen Auswertungen zur Veröffentlichung in einem wissenschaftlichen Peer-Review-Journal einzureichen.

Über Pfizer Inc: Breakthroughs That Change Patients' Lives

Bei Pfizer setzen wir die Wissenschaft und unsere globalen Ressourcen ein, um den Menschen Therapien anzubieten, die ihr Leben verlängern und deutlich verbessern. Wir wollen den Standard für Qualität, Sicherheit und Nutzen bei der Entwicklung und Herstellung innovativer Medikamente und Impfstoffe setzen. Jeden Tag arbeiten Pfizer-Mitarbeiter weltweit daran das Wohlbefinden, die Prävention, Behandlungen und Heilung von schwerwiegenden Erkrankungen voranzutreiben. Als eines der weltweit führenden innovativen biopharmazeutischen Unternehmen sehen wir es als unsere Verantwortung, mit Gesundheitsversorgern, Regierungen und lokalen Gemeinschaften zusammenzuarbeiten, um den Zugang zur Gesundheitsversorgung auf der ganzen Welt zu unterstützen. Seit mehr als 170 Jahren arbeiten wir daran, etwas zu bewirken. Wir veröffentlichen regelmäßig Informationen auf unserer Website unter www.Pfizer.com, die für Investoren wichtig sein könnten. Mehr Informationen über Pfizer finden Sie unter www.Pfizer.com, auf Twitter unter @Pfizer und @Pfizer News, LinkedIn, YouTube und auf Facebook unter Facebook.com/Pfizer.

Offenlegungshinweis von Pfizer

Die in dieser Mitteilung enthaltenen Informationen gelten für den Zeitpunkt zum 18. November 2020. Pfizer übernimmt keine Verpflichtung, die in dieser Mitteilung enthaltenen zukunftsgerichteten Aussagen aufgrund neuer Informationen oder zukünftiger Ereignisse oder Entwicklungen zu aktualisieren.

Diese Pressemitteilung enthält bestimmte in die Zukunft gerichtete Aussagen bezüglich Pfizers Bemühungen, die COVID-19-Pandemie zu bekämpfen, eine Zusammenarbeit zwischen BioNTech und Pfizer zur Entwicklung eines potenziellen Impfstoffs gegen COVID-19, dem BNT162-mRNA-Impfstoffprogramm und dem modRNA-Kandidaten BNT162b2 (einschließlich qualitativer Bewertung verfügbarer Daten, möglicher Vorteile und Erwartungen zu klinischen Studien, dem voraussichtlichen Zeitplan für die Einreichung von Zulassungsanträgen sowie der Produktion, der Verteilung und der Lieferung), welche erhebliche Risiken und Ungewissheiten beinhalten, die dazu führen können, dass die tatsächlichen Ergebnisse wesentlich von den in solchen Aussagen zum Ausdruck gebrachten oder implizierten Ergebnissen abweichen. Diese Risiken und Unsicherheiten beinhalten unter anderem solche, die mit der

Forschung und Entwicklung zusammenhängen, einschließlich der Möglichkeit, die antizipierten Endpunkte der klinischen Studien zu erreichen, das Start- und/oder Abschlussdatum klinischer Studien und das Datum für die Einreichung von Zulassungsanträgen, der Zulassung und/oder der Markteinführung einzuhalten sowie Risiken im Zusammenhang mit den klinischen Daten, (einschließlich der Phase-3-daten, die Gegenstand dieser Pressemitteilung sind), einschließlich der Möglichkeit für das Auftreten ungünstiger neuer präklinischer oder klinischer Daten und weitere Analysen vorhandener präklinischer oder klinischer Daten; die Fähigkeit, vergleichbare klinische oder andere Ergebnisse zu erzielen, einschließlich der bislang beobachteten Impfstoffwirksamkeit und des Sicherheits- und Verträglichkeitsprofils , in zusätzlichen Analysen der Phase-3-Studie oder in größeren und diverseren Bevölkerungsgruppen nach der Kommerzialisierung, das Risiko, dass Daten aus klinischen Studien im Peer-Review-Prozess für Veröffentlichungen oder innerhalb der wissenschaftlichen Community im Allgemeinen und von den Aufsichtsbehörden unterschiedlich interpretiert und bewertet werden; das Risiko, ob und wann wissenschaftliche Veröffentlichungen mit Daten zum BNT162-mRNA-Impfstoffprogramm erscheinen werden und wenn ja, wann und mit welchen Änderungen; das Risiko, ob die Zulassungsbehörden mit dem Design und den Ergebnissen dieser und jeglicher künftiger präklinischer und klinischer Studien zufrieden sind; ob und wann in anderen Rechtsordnungen Lizenzanträge für Biologika und/oder Notfallzulassungen für BNT162b2 oder andere mögliche Impfstoffkandidaten eingereicht werden können; ob und wann solche Anträge von den Zulassungsbehörden genehmigt werden können, was wiederum von einer Vielzahl von Faktoren abhängt einschließlich der Entscheidung, ob die Vorteile des Produkts die bekannten Risiken überwiegen sowie der Bestimmung der Wirksamkeit des Produkts und - falls genehmigt - ob solche Impfstoffkandidaten kommerziell erfolgreich sein werden; Entscheidungen von Zulassungsbehörden, die sich auf die Kennzeichnung, die Herstellungsverfahren, die Sicherheit und/oder andere Faktoren auswirken, die die Verfügbarkeit oder das kommerzielle Potenzial solcher Impfstoffkandidaten beeinflussen können, einschließlich der Entwicklung von Produkten oder Therapien durch andere Unternehmen; Schwierigkeiten in den Beziehungen zwischen uns und unseren Kooperationspartnern oder Drittlieferanten; Risiken im Zusammenhang mit der Verfügbarkeit von Rohstoffen zur Herstellung eines Impfstoffs; Herausforderungen bezüglich der Formulierung unseres Impfstoffkandidaten bei extrem niedrigen Temperaturen und den damit verbundenen Anforderungen an die Lagerung, den Vertrieb und die verwaltungstechnischen Anforderungen, einschließlich Risiken bezüglich der Handhabung des Impfstoffes nach der Lieferung durch Pfizer; das Risiko, dass wir möglicherweise nicht in der Lage sind, erfolgreich nicht-tiefgefrorene Formulierungen zu entwickeln; das Risiko, dass wir nicht in der Lage sind, rechtzeitig Produktionskapazitäten zu schaffen oder auszubauen oder Zugang zu Logistik oder Lieferketten zu schaffen, die der weltweiten Nachfrage nach einem potenziell zugelassenen Impfstoff entsprechen, was sich negativ auf unsere Fähigkeit auswirken würde, die geschätzte Anzahl an Impfstoffdosen im veranschlagten Zeitraum zu liefern; ob und wann weitere Liefervereinbarungen geschlossen werden; Unsicherheiten hinsichtlich der Möglichkeit, Empfehlungen von technischen Impfstoffausschüssen und anderen Gesundheitsbehörden in Bezug auf solche Impfstoffkandidaten zu erhalten und Unsicherheiten hinsichtlich der kommerziellen Auswirkungen solcher Empfehlungen, Unsicherheiten hinsichtlich der Auswirkungen von COVID-19 auf das Geschäft, den Betrieb und die Finanzergebnisse von Pfizer sowie die wettbewerbliche Entwicklungen.

Weitere Ausführungen zu Risiken und Unsicherheiten finden Sie im Jahresbericht des am 31. Dezember 2019 endenden Geschäftsjahres von Pfizer im sog. „Form 10-K“ sowie in weiteren Berichten im sog. “Form 10-Q“, einschließlich der Abschnitte „Risk Factors“ und „Forward-Looking Information and Factors That May Affect Future Results”, sowie in den zugehörigen weiteren Berichten im sog. „Form 8-K“, welche bei der U.S. Securities and Exchange Commission eingereicht wurden und unter www.sec.gov und www.Pfizer.com verfügbar sind.

Über BioNTech

Biopharmaceutical New Technologies ist ein Immuntherapie-Unternehmen der nächsten Generation, das bei der Entwicklung von Therapien für Krebs und andere schwere Erkrankungen Pionierarbeit leistet. Das Unternehmen kombiniert eine Vielzahl an modernen therapeutischen Plattformen und Bioinformatik-Tools, um die Entwicklung neuartiger Biopharmazeutika rasch voranzutreiben. Das diversifizierte Portfolio an onkologischen Produktkandidaten umfasst individualisierte Therapien sowie off-the-shelf-Medikamente auf mRNA-Basis, innovative chimäre Antigenrezeptor (CAR)-T-Zellen, bispezifische Checkpoint-Immunmodulatoren, zielgerichtete

Krebsantikörper und Small Molecules. Auf Basis seiner umfassenden Expertise bei der Entwicklung von mRNA-Impfstoffen und unternehmenseigener Herstellungskapazitäten entwickelt BioNTech neben seiner vielfältigen Onkologie-Pipeline gemeinsam mit Kollaborationspartnern verschiedene mRNA-Impfstoffkandidaten für eine Reihe von Infektionskrankheiten. BioNTech arbeitet Seite an Seite mit weltweit renommierten Kooperationspartnern aus der pharmazeutischen Industrie, darunter Genmab, Sanofi, Bayer Animal Health, Genentech (ein Unternehmen der Roche Gruppe), Regeneron, Genevant, Fosun Pharma und Pfizer. Weitere Information finden Sie unter: www.BioNTech.de

Zukunftsgerichtete Aussagen von BioNTech

Diese Pressemitteilung enthält bestimmte in die Zukunft gerichtete Aussagen von BioNTech im Rahmen des angepassten Private Securities Litigation Reform Act von 1995, einschließlich, aber nicht begrenzt auf ausdrückliche oder implizite Aussagen bezogen auf: BioNTechs Bemühungen, die COVID-19-Pandemie zu bekämpfen; die Kollaboration zwischen BioNTech und Pfizer zur Entwicklung eines potenziellen Impfstoffs gegen COVID-19; unsere Erwartungen bezüglich den potenziellen Eigenschaften von BNT162b2 in den

Phase-2/3-Studien und/oder beim kommerziellen Gebrauch, basierend auf die bisherigen Daten; den erwarteten Zeitplan für zusätzliche Auswertungen der Wirksamkeitsdaten von BNT162b2 in unserer Phase 2/3-Studie; die Art der klinischen Daten, die einem laufenden Peer-Review-Verfahren, der behördlichen Überprüfung sowie einer Marktinterpretation unterliegen; den Zeitplan für das Einreichen von Daten für eine mögliche EUA (Notfallzulassung) oder den Erhalt jeglicher Zulassungen oder Genehmigungen; den Zeitplan für das Einreichen von Daten bezüglich der Herstellung bei der FDA; unser geplanter Versand- und Lagerplan, einschließlich unserer zu erwartenden Produkthaltbarkeit bei verschiedenen Temperaturen; und die Fähigkeit von BioNTech, BNT162 in Mengen zu produzieren, die sowohl die klinischen Entwicklung unterstützen als auch, falls genehmigt, die Marktnachfrage decken, einschließlich unserer Produktionsschätzungen für 2020 und 2021. Alle zukunftsgerichteten Aussagen in dieser Pressemitteilung basieren auf den aktuellen Erwartungen und Einschätzungen von BioNTech in Bezug auf zukünftige Ereignisse und unterliegen einer Reihe von Risiken und Unsicherheiten, die dazu führen können, dass die tatsächlichen Ergebnisse wesentlich und nachteilig von den in diesen zukunftsgerichteten Aussagen enthaltenen oder implizierten abweichen. Diese Risiken und Ungewissheiten beinhalten, sind aber nicht beschränkt auf: die Fähigkeit, die zuvor festgelegten Endpunkte in klinischen Studien zu erreichen; einen Konkurrenzkampf um die Entwicklung eines Impfstoffes gegen COVID-19; die Fähigkeit, vergleichbare klinische Ergebnisse im Rest der Studie oder in größeren, vielfältigeren Populationen nach der Kommerzialisierung zu erzielen, einschließlich der bisher beobachteten Wirksamkeit des Impfstoffes und des Sicherheits- und Verträglichkeitsprofils; die Fähigkeit, unsere Produktionsmöglichkeiten effektiv zu skalieren; sowie mögliche andere Schwierigkeiten. Für eine Erörterung dieser und anderer Risiken und Unsicherheiten, siehe den am 10. November 2020 als Exhibit 99.2 veröffentlichten 3- und 9-Monats-Quartalsbericht des am 30. September 2020 endenden Quartals. Dieser wurde als Zusatz zum Form 6-K bei der SEC eingereichten und steht auf der Website der SEC unter www.sec.gov zur Verfügung. Alle Informationen in dieser Pressemitteilung beziehen sich auf den Zeitpunkt der Veröffentlichung, und BioNTech ist nicht verpflichtet, diese Informationen zu aktualisieren, sofern dies nicht gesetzlich vorgeschrieben ist.

V. Nach-Wort:

„-Achtung: Werden die Menschen jetzt auch wie Tiere geimpft, gechippt und entwurmt? [...] Die Menschen werden mittlerweile behandelt wie die Viecher. Haben sie es denn verdient? Ich meine ganz klar: Ja! Sie haben das Beste verdient! Und, was gibt es besseres, als gegen Corona geimpft zu sein? Und gegen HIV? Und gegen Grippe. Und gegen Hepatitis. Und gegen Zecken. Und gegen Tetanus. Und gegen Tinnitus. Und gegen Völlerei und Schwindsucht. Und gegen MS, Parkinson, Demenz, Alzheimer. Und gegen Lungenentzündung. Gegen Krebs. Gegen Pocken. Gegen Masern, usw.! Ich frage mich ernsthaft, warum die meisten Menschen überhaupt leben, wenn ihr ganzes Dasein darin besteht, Angst vor Krankheiten und dem Tod zu haben! Wäre es für diese Menschen nicht besser, gar nicht geboren zu werden? Oder, einfach im Krankenhaus nach der Geburt und den ca. 30 Impfungen ins Pharma-Labor zu ziehen? Oder, sich einfach zuhause einsperren und warten, bis man stirbt? Das Leben ist zu gefährlich geworden. Ich würde jedem raten, nicht mehr geboren zu werden. Es kann zu

viel passieren während de[s] Leben[s]! Insofern ist es doch schön, wenn unsere Volksvertreter die Menschen schützen und einsperren. Und dann die nächsten 5 Jahre gesundspritzen, damit sie noch weitere 5 Jahre überleben hier, in dieser gefährlichen Welt! Was würden die Menschen nur tun ohne die Politiker und die Pharma? Gar nicht vorstellbar! Lasst uns DANKE sagen an alle Politiker, die uns retten. Und der Pharma, die uns heilt und schützt vor der Welt! Gott? Wer ist das denn? Du glaubst doch nicht mehr an einen Gott, oder? Der Herr ist über Leben und Tod? Jetzt bin ich aber erleichtert. Dachte schon!"[5]

[5] Vgl. https://www.geistheiler-sananda.net/blog-aktuell/ [„Wer diesen Text ohne Quellenangabe klaut und als sein Werk ausgibt, soll sofort 10 Tage Durchfall haben. So sei es! Jetzt!"]

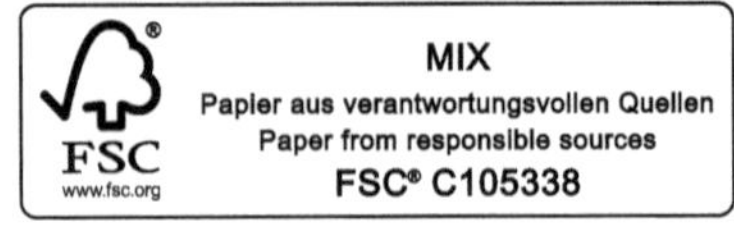

Printed by Books on Demand GmbH, Norderstedt / Germany